AF306956

Talantbek Abdullaevich Batyraliev
Mederbek Ismailov Adyshevich
Bolot Aripovich Abilov

Implementação da parceria público-privada no sistema de saúde

Talantbek Abdullaevich Batyraliev
Mederbek Ismailov Adyshevich
Bolot Aripovich Abilov

Implementação da parceria público-privada no sistema de saúde

Desafios e perspectivas

ScienciaScripts

Imprint

Any brand names and product names mentioned in this book are subject to trademark, brand or patent protection and are trademarks or registered trademarks of their respective holders. The use of brand names, product names, common names, trade names, product descriptions etc. even without a particular marking in this work is in no way to be construed to mean that such names may be regarded as unrestricted in respect of trademark and brand protection legislation and could thus be used by anyone.

Cover image: www.ingimage.com

This book is a translation from the original published under ISBN 978-620-2-05744-8.

Publisher:
Sciencia Scripts
is a trademark of
Dodo Books Indian Ocean Ltd. and OmniScriptum S.R.L publishing group

120 High Road, East Finchley, London, N2 9ED, United Kingdom
Str. Armeneasca 28/1, office 1, Chisinau MD-2012, Republic of Moldova, Europe
Printed at: see last page
ISBN: 978-620-7-79517-8

Copyright © Talantbek Abdullaevich Batyraliev, Mederbek Ismailov Adyshevich, Bolot Aripovich Abilov
Copyright © 2024 Dodo Books Indian Ocean Ltd. and OmniScriptum S.R.L publishing group

Índice

Capítulo 1

Introdução. Relevância.

Como é sabido, os problemas do desenvolvimento da parceria público-privada (a seguir designada PPP) no desenvolvimento moderno de muitos países do mundo e o seu papel na formação da componente de inovação do sistema económico e na melhoria da competitividade deste último estão constantemente no centro das atenções de muitas figuras governamentais e públicas, bem como de cientistas e profissionais [2, 5, 13, 18].

Na maior parte dos países pós-soviéticos, incluindo a República do Quirguizistão (a seguir designada "RK"), a formação e o desenvolvimento de uma economia de mercado e de novas relações económicas estão a avançar a ritmos diferentes.

As economias da Comunidade de Estados Independentes (CEI) estão a esforçar-se por alcançar uma maior integração com as democracias ocidentais, com uma necessidade premente de mudanças estruturais e de uma cooperação mais estreita entre o Estado e o sector privado.

Esta interação é formada numa plataforma como a PPP, que adquiriu recentemente um papel muito significativo, actuando aos olhos da comunidade mundial como uma das componentes estruturais mais eficazes e promissoras para a implementação bem sucedida de vários projectos de investimento, incluindo no domínio dos cuidados de saúde. O interesse legítimo nesta interação por parte das estruturas públicas e do sector privado pode ser explicado, em primeiro lugar, pelo facto de, em muitos países, as PPP permitirem resolver eficazmente problemas sociais e económicos importantes, combinando os recursos dos investidores públicos e privados [12, 17].

Ao mesmo tempo, acredita-se que a melhoria dos mecanismos de PPP e a formação de novas estruturas no sistema económico contribuem para atrair investimentos directos para a economia, e a melhoria da qualidade dos serviços prestados à população contribuirá para o crescimento da competitividade dos sistemas económicos locais.

Tudo isto terá, em última análise, um impacto favorável no processo de formação da economia da inovação.

Nas condições de funcionamento de relações de parceria progressivas, surgem novos métodos de gestão eficazes e modelos de financiamento baseados em mudanças significativas nas relações entre formas de propriedade [1, 3, 9].

Assim, a formação de relações inovadoras está estreitamente relacionada com as mudanças no ambiente institucional.

A complexidade das questões relacionadas com o desenvolvimento das PPP nas condições acompanhadas pela crise económica e financeira coloca à ciência económica a tarefa de realizar uma análise, monitorização e avaliação exaustivas da situação atual. O elevado significado prático da análise e avaliação de novas estruturas que funcionam com base em PPP determinou a relevância da presente monografia.

Os fundamentos científicos para o estudo da teoria das PPC na literatura económica mundial são apresentados nos trabalhos de cientistas tão veneráveis como Adam Smith, Bow P., Johansson F., Karloff B., Keins J., Koase R., Mankiw G., David Ricardo, William F. Sharpe e outros. Sharpe et al. Os trabalhos destes autores tiveram um impacto direto na formação e desenvolvimento da teoria da interação entre o Estado e as empresas privadas.

O estudo do impacto das PPP na formação de uma economia de mercado, bem como a sua modernização em condições modernas no território da CEI, tem as suas raízes no início dos anos 90 do século XX. Este facto tem uma relação estreita com o colapso da economia soviética planificada.

Ao mesmo tempo, apesar da grande atenção dada aos problemas de formação e desenvolvimento das PPP, muitas questões continuam a não ser suficientemente estudadas. Em particular, não existe uma clareza total na resolução dos direitos de propriedade entre o Estado e o sector privado da economia.

Há ainda questões relacionadas com a clarificação do papel e do lugar das transformações institucionais como um dos factores mais importantes na racionalização da interação entre o Estado e as empresas. Os problemas e as perspectivas de melhoria das PPP no domínio da inovação exigem um estudo mais aprofundado [4, 10].

Os próximos passos para um maior apoio científico ao desenvolvimento de princípios de PPP são o desenvolvimento de recomendações teóricas, metodológicas e científicas e práticas para identificar formas promissoras de desenvolvimento de PPP nas condições de modernização económica, ativação de relações de inovação na atual fase de desenvolvimento da sociedade.

A este respeito, é essencial:

- clarificar a essência das PPP enquanto categoria económica , através de sistematizar conceitos e teorias e fazer uma avaliação crítica das abordagens estruturais e processuais da sua definição;

- analisar os modelos e as formas de interação (parceria) entre o Estado e as empresas na economia moderna e identificar as suas vantagens e desvantagens;

- identificar formas de otimizar os direitos de propriedade entre o Estado e o sector privado da economia;

- identificar o papel e o lugar das transformações institucionais na racionalização da interação entre o Estado e as empresas no processo de modernização e diversificação da economia;

- identificar as particularidades da melhoria das PPP no domínio da inovação.

Estes domínios de atividade requerem a utilização de métodos de investigação especiais. Estes incluem, em primeiro lugar: métodos de abordagem sistemática e complexa da análise dos fenómenos económicos: análise e síntese, método de abstração científica, método económico e estatístico, bem como o método de avaliação de peritos.

Por outro lado, no que diz respeito à componente social da esfera de atividade económica da sociedade, deve entender-se que a saúde da nação é um recurso estratégico do país, a base para a formação do capital humano e o fundamento para o desenvolvimento da economia nacional.

Por sua vez, o estado da economia nacional depende da utilização de modelos inovadores de desenvolvimento de várias esferas e indústrias.

O sector dos cuidados de saúde não é exceção, cujo desenvolvimento inovador deve visar a continuação da reforma, o desenvolvimento e a aplicação de inovações na medicina, a identificação de novas fontes de financiamento e a criação de instrumentos modernos de gestão dos cuidados de saúde.

A experiência de muitos países desenvolvidos mostra que a implementação do sistema PPP assume uma posição de liderança no desenvolvimento socioeconómico. Para assegurar o desenvolvimento da esfera social, incluindo os cuidados de saúde, é necessário atrair capital adicional, que deve provir da implementação de formas de cooperação entre o Estado e as empresas privadas [5].

Capítulo 2

Formas de parceria na prática mundial.

Na prática mundial, como é sabido, existem duas formas de parceria: a institucional e a contratual. A forma institucional consiste na criação de empresas comuns com a participação do Estado e das empresas [1, 15, 16].

Na área da saúde, este formulário pode ser implementado das seguintes formas.

- Criação de uma nova organização médica com a participação conjunta do Estado e das empresas.

- Criação de uma organização sem fins lucrativos no sector da saúde

- Criação de uma sociedade de gestão para a implementação e gestão de projectos de saúde

- Transferência para uma empresa privada de uma quota de um organismo médico estatal (incluindo a privatização parcial).

No que respeita a esta última, um exemplo é a possível transferência de uma maternidade, que é uma parte estrutural de uma organização estatal de cuidados de saúde (a seguir designada "HCO"). Esta opção não dispõe atualmente de apoio jurídico e regulamentar adequado. A sua aplicação prática é possível através de uma forma contratual de parceria estratégica, que implica a celebração de um contrato para o desempenho de certas funções em relação a uma determinada unidade de cuidados de saúde.

Classificação das formas contratuais nos cuidados de saúde:

Dependendo de quem é o pagador dos serviços de saúde contratados prestados:

- A concessão (contrato de concessão) é uma forma específica de relação entre o Estado e um parceiro privado, cuja particularidade reside no facto de o Estado (ou uma entidade municipal), no âmbito das relações de parceria, continuando a ser o proprietário pleno da organização médica, transferir para o parceiro privado o desempenho das funções especificadas no contrato durante um determinado período de tempo e atribuir-lhe, para o efeito, os poderes relevantes necessários para assegurar o normal funcionamento do objeto da concessão (pela utilização dos serviços prestados pelo concessionário, o utilizador paga os serviços prestados pelo concessionário) [2]. O utilizador paga os serviços prestados pela concessionária) [2].

- Iniciativa de financiamento privado - os contratos de serviços e obras públicas financiados pelo sector privado abrangem os mesmos elementos, mas, por razões práticas, são pagos pelo Estado e não pelos consumidores [1].

Em função da disponibilidade de direitos de transferência do objeto do contrato para o parceiro privado:

- com direito a transferência para uma organização médica;
- sem direito a transferência para uma organização médica.

Em função das funções transferidas para o parceiro privado:

- conceção de uma organização médica
- construção de um organismo médico
- reconstrução de uma organização médica
- manutenção das infra-estruturas pela organização médica
- gestão de organizações médicas
- financiamento.

Formas contratuais das quase-PP

- um contrato de prestação de serviços médicos por organismos privados;
- um acordo de cooperação;
- um contrato para o desempenho de funções auxiliares de uma organização médica (externalização).

Com base na análise, e de acordo com a classificação internacional, propõe-se a utilização dos seguintes modelos básicos de forma contratual de PPP para o sistema de saúde [6].

A aplicação dos modelos apresentados a seguir tem como principal objetivo resolver problemas reais do sistema de saúde através da possibilidade de fornecer o volume e os tipos de serviços médicos pagos necessários. Neste caso, o pagamento dos serviços é efectuado por etapas, tendo em conta o período de tempo estabelecido pelo contrato. A decisão de implementar um determinado modelo só deve ser tomada pelo parceiro público quando houver fortes indícios de que o parceiro privado possui as competências profissionais necessárias para realizar as actividades pretendidas.

Modelos básicos de PPP contratuais

Atualmente, distinguem-se 6 modelos básicos de contratos de PPP no sector da saúde.

Modelo #1. Um parceiro privado compromete-se a modernizar e a reconstruir uma ZO estatal. Após a conclusão dos trabalhos, começa a exercer as suas actividades utilizando as infra-estruturas da OZ durante um período de tempo específico especificado no Acordo PPP. O período de tempo especificado é determinado tendo em conta os interesses do parceiro privado, que deve ser suficiente para o investidor recuperar os fundos gastos. Os trabalhos de reconstrução e manutenção da OZ exigem investimentos financeiros significativos. A rentabilidade de um projeto PPP depende diretamente do montante dos pagamentos do Estado pelo trabalho realizado. O parceiro estatal considera este modelo mais aceitável apenas quando existe um défice crónico de financiamento orçamental. Ao mesmo tempo, a modernização da OZ visa resolver os problemas actuais do sistema de saúde.

Modelo 2: A principal diferença em relação ao primeiro modelo é o direito delegado do parceiro privado de receber da população o pagamento dos serviços de saúde.

Este modelo centra-se na equidade entre parceiros em questões de financiamento.

Na fase inicial da modernização, o parceiro privado financia o processo de modernização na totalidade e, posteriormente, o parceiro público paga uma parte dos custos durante um período de tempo acordado contratualmente.

Os serviços podem ser prestados pela EH reconstruída tanto a troco de dinheiro como no âmbito de programas de seguros de saúde obrigatórios ou voluntários. Um parceiro privado interessar-se-á por este modelo se este proporcionar o retorno necessário para o capital investido e garantir um lucro.

O Estado paga os serviços prestados no âmbito do sistema de seguro médico obrigatório (a seguir designado "CMI") e os serviços médicos pagos. O rácio entre o CMI e os serviços pagos depende da parte do reembolso pelo Estado dos investimentos iniciais na reconstrução.

De acordo com este modelo, pode ser considerada a seguinte variante, posicionada como uma iniciativa financeira privada e expressa no facto de o parceiro privado não participar no sistema de seguro de saúde e prestar apenas serviços médicos pagos, pagando uma renda ao Estado.

Modelo #3. A utilização deste modelo implica a transferência de OZ em gestão fiduciária para um parceiro privado. A pertinência deste modelo é condicionada pelo facto de o Estado possuir algumas OZ destinadas a resolver problemas no sector da saúde, mas com custos fixos elevados, e a falta de possibilidade de assegurar uma gestão eficaz para a sua gestão e prestação de serviços médicos de elevada qualidade. A escolha deste modelo por parte do Estado pode ser condicionada pela ausência de um investidor numa fase inicial, mas mantendo a necessidade de resolver o problema num curto espaço de tempo, bem como pela impossibilidade de assegurar o funcionamento do SAES e a prestação de serviços médicos sem a participação de um parceiro privado.

O parceiro privado interessar-se-á por este modelo se este proporcionar a eficiência necessária. Os serviços são prestados tanto no âmbito do sistema MHI como a troco de dinheiro. O Estado paga os serviços da MHI

Neste caso, pode ser considerada a seguinte opção, em que o parceiro privado não presta serviços de saúde, mas fornece serviços de infra-estruturas ao PPH. Este modelo pode ser aplicado a centros de saúde existentes que não necessitem de ser reconstruídos.

Modelo n.º 4. Este modelo prevê a construção (ou a realização de uma parte dos trabalhos de construção) de uma organização médica por um parceiro privado, de acordo com a atribuição do Estado; após a conclusão da construção, a organização médica é transferida para o parceiro estatal e entregue ao parceiro privado durante um determinado período de tempo para utilização sem direito de propriedade. O parceiro privado efectua trabalhos de manutenção das infra-estruturas da organização médica, mas não pode prestar serviços médicos. O parceiro privado recebe uma taxa do Estado pelo serviço prestado. O Estado beneficia deste modelo se não dispuser de fundos suficientes para construir uma organização médica por si próprio.

Modelo nº 5. Este modelo pressupõe, tal como o modelo n.º 4, que um parceiro privado constrói uma organização médica de acordo com a atribuição do Estado; após a conclusão da construção, a organização médica é transferida para o parceiro estatal.

Ao contrário do modelo 4, o parceiro privado recebe o direito de prestar serviços médicos e de gerir a organização médica. Este modelo é favorável ao parceiro privado se os lucros obtidos com a prestação de serviços cobrirem os custos e proporcionarem o nível de rendibilidade do investimento exigido, tendo em conta os riscos. O Estado paga a prestação de serviços médicos remunerados e o Estado paga a prestação de serviços no âmbito do sistema de seguro de doença. O rácio entre os serviços médicos pagos e os serviços de seguro de doença depende em grande medida da percentagem de reembolso pelo Estado dos investimentos iniciais na construção de uma organização médica.

Modelo #6. Este modelo pressupõe que o Estado atrai um parceiro privado apenas para financiar a construção ou reconstrução da OZ. O parceiro privado está interessado em receber um retorno de fundos, incluindo juros.

Para cada modelo, uma condição prévia é o estabelecimento de indicadores para acompanhar e controlar as acções do parceiro privado.

Ficou agora demonstrado que o lançamento de projectos de PPP é desejável precisamente nos domínios em que os processos de privatização são impossíveis.

Estes incluem: sector da energia; auto-estradas e caminhos-de-ferro; abastecimento de gás, água e calor; agricultura, bem como esferas sociais: cuidados de saúde, educação e habitação e serviços comunitários [17].

A escolha do melhor modelo de interação entre o Estado e as empresas depende em grande medida da profundidade do estudo científico do projeto, do modelo de investimento, dos seus participantes e de outros critérios. Nas condições das reformas económicas, tais formas como concessões, gestão delegada, acordos de partilha de produção [15, 16].

As PPP funcionam com base na "divisão dos direitos de propriedade", que se realiza através de uma troca voluntária de direitos. O Estado procede a uma transferência parcial de certos direitos de propriedade definidos pela lei e pelo acordo (contrato), nomeadamente: o direito ao rendimento, o direito de gestão, o direito de controlar a utilização dos activos, o direito de alterar o valor do capital dos objectos dos acordos e o direito de ceder certos direitos de propriedade a outras pessoas.

No entanto, tal é possível se estiverem reunidas duas condições:

- o consentimento do proprietário para a operação de cessão em causa (venda, troca, doação, etc.);

- utilizar os fundos recebidos estritamente para o fim a que se destinam.

Com base na utilização de uma abordagem sistemática, foi determinado que o fator mais importante para melhorar a eficiência do funcionamento das PPP é um ambiente institucional civilizado. Este constitui as restrições às actividades das entidades económicas da parceria público-privada, e a base do ambiente institucional é formada, por sua vez, pelas instituições de propriedade. Estas têm um impacto direto no crescimento económico, na afetação de recursos, na distribuição do rendimento, no emprego e no rendimento real.

Estão diretamente relacionados com acções que influenciam a correlação entre o interesse pessoal e o interesse público e os processos de tomada de decisão.

As principais áreas de atividade para melhorar as PPP em várias esferas da economia são as seguintes

- desenvolvimento de actos jurídicos legislativos e regulamentares e de mecanismos organizacionais que regulem o desenvolvimento das PPP, de modo a garantir o equilíbrio dos interesses de todos os seus participantes;

- concessão de garantias para empréstimos a empresas para a introdução de tecnologias com utilização intensiva de conhecimentos;

- Criar condições-quadro favoráveis   para garantir que

  Interação entre os sectores público e privado da economia através da participação obrigatória das associações empresariais sectoriais na formação, cofinanciamento e   avaliação do desempenho

  cumprimento dos contratos público-privados;

- subvenção de uma determinada parte das despesas das empresas com a investigação científica e transferência dos produtos científicos e técnicos criados para o reembolso das dívidas das estruturas empresariais ao Estado;

- utilização prática dos resultados da investigação científica com base na execução de projectos de inovação e investimento;

- expansão dos mecanismos de prestação de garantias orçamentais para riscos não comerciais, a fim de assegurar o afluxo de investimentos para o desenvolvimento de estruturas inovadoras.

O problema seguinte para a aplicação bem sucedida dos princípios das PPP é a falta de coordenação entre as agências, a morosidade da coordenação dos vários aspectos do projeto, a falta de responsabilidade real nas estruturas governamentais, que são vistas pela comunidade empresarial como deficiências mais significativas do que a incapacidade do Estado de cumprir as suas obrigações ao abrigo do contrato ou o desejo de controlo excessivo sobre o parceiro privado.

Nos países da CEI, existem ainda lacunas significativas na legislação que rege as actividades económicas em propriedades estatais com participação do sector privado.

As instituições de direito público e de propriedade, bem como outras, no âmbito das quais funciona todo o sistema de relações de parceria entre o Estado e o sector privado nos países desenvolvidos, estão ausentes. As relações entre as empresas e o Estado são ainda difíceis de designar como baseadas na confiança. As parcerias podem enquadrar-se em vários quadros jurídicos que criam pré-requisitos e bases para a participação das empresas na gestão do património do Estado.

Do ponto de vista jurídico, podem distinguir-se duas formas de organizar as parcerias.

A primeira opção é a integração evolutiva das PPP no sistema jurídico existente de legislação diretamente aplicável e indireta.

No seu conjunto, é formado um sistema suficientemente alargado de disposições legais para o funcionamento normal das relações de parceria.

Inclui leis que prevêem vários regimes de utilização dos bens do Estado e de câmbio de moeda, códigos civis e fiscais, direito dos contratos, leis que regulam a utilização dos bens do Estado e de câmbio de moeda. investimentos de investimento, etc.

A segunda opção implica o desenvolvimento de um novo quadro institucional e jurídico estável. Neste caso, as parcerias são constituídas no âmbito de actos legislativos especiais e as actividades dos parceiros são reguladas por dezenas de anexos destinados a colmatar a ausência de direito dos contratos.

Apesar das vantagens comprovadas e dos êxitos indubitáveis no desenvolvimento de PPP em países estrangeiros, a utilização deste mecanismo nos países da CEI continua a ser uma alternativa e não a principal forma de resolver problemas no domínio do fornecimento de bens públicos.

O facto é que os sistemas institucionais de PPP não podem ser exportados como os produtos manufacturados, mas são criados ao longo de décadas [2].

Uma das razões importantes que limitam o desenvolvimento do sistema de PPP na CEI é a falta de um sistema de gestão unificado. O fator mais importante para o desenvolvimento bem sucedido das PPP é a coordenação das acções dos organismos governamentais no desenvolvimento e na execução dos projectos, cuja falta é um dos principais problemas. Cada ministério tenta supervisionar os seus próprios projectos e criar os seus próprios programas. Tudo isto pode levar à deterioração do ambiente competitivo na região.

Por outro lado, a complexidade dos projectos a realizar é suscetível de provocar custos de transação elevados. A prática da parceria, especialmente na fase inicial - procura de parceiros e desenvolvimento do projeto - está associada a custos significativos (custos de concursos, peritagem, serviços jurídicos e de consultoria). Além disso, o recurso a esta forma de financiamento de projectos, devido aos riscos significativos envolvidos, pode implicar o pagamento de juros mais elevados sobre os empréstimos e de comissões a várias empresas e organizações terceiras envolvidas no processo.

O aumento dos custos de transação pode ser acompanhado por um aumento dos custos administrativos de reorganização do aparelho a todos os níveis afectados pelas PPP. No entanto, estes custos são geralmente compensados pelos benefícios do financiamento privado.

Um ponto importante é a impossibilidade de ajustar os termos do acordo em caso de alterações desfavoráveis para o Estado das condições externas (financeiras, ambientais ou outras) durante a vigência do acordo [11].

Não podemos ignorar um aspeto como o fornecimento insuficiente de informação sobre as áreas prioritárias para a implementação de projectos de investimento, que afecta negativamente a atividade de investimento. Por conseguinte, é necessário realizar campanhas de sensibilização sobre as PPP nos meios de comunicação social.

Além disso, as autoridades a nível local são frequentemente incapazes de avaliar o potencial das PPP, bem como de o pôr em prática, principalmente devido à falta de conhecimentos sobre PPP e à falta de especialistas com experiência na execução de projectos de parceria [6]. Por conseguinte, é necessário um novo sistema de formação e de desenvolvimento profissional dos funcionários sobre os problemas das PPP, bem como a formação e a graduação de jovens especialistas neste domínio. Para este efeito, é necessário, por um lado, reforçar a motivação relevante e, por outro lado, fixar tudo isto nos actos legislativos relevantes.

Capítulo 3

Problemas de interação entre os cuidados de saúde públicos e privados.

A eficiência económica insuficientemente elevada do funcionamento das IE estatais (devido às especificidades desta forma de propriedade jurídico-organizacional) nas condições das relações de mercado, os recursos públicos limitados e outros factores levantam inevitavelmente a questão de encontrar formas de atrair o investimento privado para o sector, formas aceitáveis de relações entre as IE orçamentais e as organizações privadas, aproveitando a experiência das estruturas comerciais para melhorar as actividades das instituições orçamentais.

medida que o sector dos cuidados de saúde não estatais se desenvolve e os investimentos nos cuidados de saúde privados aumentam, o problema da interação entre o Estado e as organizações médicas privadas torna-se cada vez mais urgente.

A melhoria da situação económica do país e o aumento da dimensão dos orçamentos levam a que as organizações médicas privadas estejam cada vez mais interessadas nos recursos públicos sob a forma de orçamentos de todos os níveis e de fundos do seguro de saúde obrigatório. Por conseguinte, são os cuidados de saúde privados que mais frequentemente levantam a questão da interação entre os cuidados de saúde públicos e privados.

O desenvolvimento dos cuidados de saúde privados e a interação público-privado são problemas bastante complexos, que combinam aspectos positivos e negativos.

Para além dos benefícios tradicionais do desenvolvimento empresarial (aumento do emprego, receitas fiscais, etc.), os aspectos positivos do desenvolvimento dos cuidados de saúde com fins lucrativos incluem:

- atração de recursos financeiros adicionais (fundos da população e das empresas) para os cuidados de saúde;

- as poupanças em matéria de saúde pública, que são conseguidas pelo facto de a parte mais abastada da população procurar os serviços comerciais. Isto melhora a prestação de cuidados de saúde ao resto da população;

- o aparecimento de uma oportunidade para o pessoal médico das instituições públicas de cuidados de saúde obter rendimentos adicionais prestando serviços remunerados ou trabalhando a tempo parcial em organizações médicas privadas (o que é uma prática comum em todo o mundo).

Tudo isto indica a necessidade de apoiar os cuidados de saúde privados. Tanto mais que a tarefa do Estado é cuidar não só das instituições médicas orçamentais estatais e municipais, mas também dos cuidados de saúde privados.

Por exemplo, o artigo 47.º da Constituição da República do Quirguizistão estabelece que: "O Estado criará condições para a prestação de cuidados médicos a todos e tomará medidas para desenvolver os sectores estatal, municipal e privado dos cuidados de saúde" [8] [8].

Ao mesmo tempo, não se pode ignorar o facto de o desenvolvimento dos cuidados de saúde privados estar estreitamente dependente do estado dos cuidados de saúde públicos. A procura não satisfeita de cuidados médicos gratuitos dá inevitavelmente origem à procura de serviços pagos.

No entanto, as formas de prestação destes serviços pagos podem variar:

- pagamento-sombra de serviços nas instituições orçamentais (a forma mais indesejável);

- desenvolvimento oficial dos serviços médicos remunerados nas instituições orçamentais;

- prestação de serviços na OZ com propriedade privada.

É de notar que, de acordo com peritos estrangeiros e nacionais, o desenvolvimento de cuidados de saúde privados é mais preferível do que a prestação de serviços pagos em instituições públicas. A combinação de cuidados médicos gratuitos e de atividade empresarial (prestação de serviços pagos) em organizações estatais (municipais) de cuidados de saúde não permite um controlo efetivo da utilização orientada dos fundos orçamentais e dos fundos do seguro de saúde obrigatório (a seguir designado "MHI").

Esta combinação dá inevitavelmente origem a condições prévias quer para violações financeiras quer para violações dos direitos dos cidadãos a cuidados médicos gratuitos (embora, evidentemente, estas condições prévias nem sempre se verifiquem na prática).

A longo prazo, a prestação de serviços médicos remunerados (pelo menos em dinheiro) deveria ser suprimida nas instituições financiadas pelo orçamento. No entanto, tal pressupõe determinadas condições:

- uma rede bem desenvolvida de organizações privadas de cuidados de saúde;

- a elevada procura solvente de serviços médicos por parte da população;

- nível suficiente de financiamento das instituições orçamentais.

Infelizmente, tudo isto ainda não está em vigor, e os serviços médicos pagos em instituições financiadas pelo orçamento continuarão a existir durante muito tempo. Por conseguinte, deve ser desenvolvido um mecanismo eficaz de controlo do desenvolvimento dos serviços médicos pagos.

A tónica deve ser colocada no desenvolvimento de serviços remunerados em departamentos especialmente designados, em serviços e serviços prestados sem pagamento em dinheiro (a empresas e organizações, e principalmente no âmbito do seguro de saúde voluntário).

É de notar que a influência do Estado no mercado dos serviços médicos comerciais é contraditória. O Estado é capaz de influenciar não só a situação dos cuidados de saúde públicos, mas também, através disso, o nível de preços no sector comercial: quanto mais acessíveis e qualitativos forem os serviços médicos gratuitos, menor será a procura e os preços dos serviços médicos pagos, e vice-versa. Por conseguinte, verifica-se uma distribuição desigual dos tipos de serviços de saúde entre os mercados dos serviços pagos e gratuitos. Por sua vez, isto conduz a uma desproporcionalidade dos preços, quando, por um lado, os preços elevados dos serviços comerciais são causados pela impossibilidade ou dificuldade de obter alguns serviços gratuitamente (serviços de assistência, serviços dentários que utilizam os materiais de enchimento mais recentes, etc.) e, por outro lado, os preços relativamente baixos de outros serviços estão associados a uma possibilidade muito maior de obter esses serviços gratuitamente (tipos de serviços incluídos no programa MHI ou financiados pelo orçamento).

Há que ter em conta que a violação do procedimento de prestação de serviços médicos pagos em instituições orçamentais causa prejuízos financeiros não só à população e ao orçamento, mas também aos cuidados de saúde privados (devido a preços de dumping, etc.). As organizações estatais (municipais) de cuidados de saúde encontram-se em melhores condições de concorrência do que as organizações privadas, não só em caso de infracções financeiras explícitas ou implícitas. Estas vantagens estão integradas nas diferenças de custos da prestação de cuidados médicos: as instituições orçamentais utilizam geralmente edifícios e instalações gratuitos (não pagam renda) e equipamento médico dispendioso, e não reembolsam uma série de outros custos quando prestam serviços pagos.

As EH privadas são privadas desta oportunidade, o que objetivamente as obriga a praticar preços elevados para tipos semelhantes de serviços médicos, a fim de se concentrarem em serviços escassos, de serviços ou com margens elevadas.

O problema da interação entre os cuidados de saúde públicos e privados pode ser dividido em duas partes:

1. Interação das clínicas privadas diretamente com as autoridades estatais e municipais.

2. Interação das clínicas privadas com os organismos de saúde orçamentais (estatais e municipais).

Interação das clínicas privadas diretamente com as autoridades estatais e municipais

Ao considerar as questões da interação entre o Estado e os cuidados de saúde privados, não se pode deixar de lado o problema das PPP. Se falarmos do entendimento clássico de PPP, o principal significado para o Estado é atrair investimento privado para o sector da saúde pública; poupar fundos orçamentais necessários para a reparação e manutenção de edifícios negligenciados da OZ, o que é assegurado através da implementação de projectos de investimento.

Atualmente, as principais formas de PPP no sistema de saúde são as seguintes

- Estabelecimento (construção) de novos centros médicos privados com assistência governamental em termos de infra-estruturas, etc..;

- transferência de edifícios de instituições médicas com uma localização geográfica favorável para o investidor, sob condição de construção de novos edifícios para estas instituições médicas noutros locais;

- renovação de edifícios para transferir instalações de cuidados de saúde de outros edifícios atractivos para os investidores privados;

- reorganização das instituições médicas estatais em sociedades anónimas com

100% de capital estatal e eventual criação subsequente de uma empresa mista público-privada com a participação de um investidor privado.

Quanto ao investimento atrativo para actividades privadas (incluindo capital estrangeiro), estas podem ser as seguintes áreas:

- tratamento corretivo;

- cuidados médicos de alta tecnologia;

- hemodiálise;

- serviço de diagnóstico;

- obstetrícia;

- manutenção técnica e económica da OZ (externalização).

No que diz respeito à alteração da forma jurídico-organizacional da EH, deve dizer-se que, apesar da existência de tal possibilidade teórica, os exemplos de tal prática são esporádicos.

Por exemplo, a Rússia está atualmente a proceder à reforma de algumas IE estatais (autofinanciadas), transformando-as em sociedades anónimas com cem por cento de capital estatal [18].

Se ultrapassarmos o entendimento clássico de PPP, a interação entre o Estado e as empresas privadas no domínio da saúde traduz-se, entre outras coisas, na participação direta de organizações médicas privadas na prestação de cuidados médicos gratuitos à população.

As principais formas de participação são:

- participação de organizações médicas privadas na execução do programa territorial de IHM;

- prestação de assistência gratuita à população no âmbito da ordem estatal (municipal).

Teoricamente, a forma mais adequada de participação das clínicas privadas nos cuidados médicos gratuitos dos residentes é a sua integração no sistema de seguro médico obrigatório. A legislação atual permite-o.

No entanto, as clínicas privadas estão muito pouco representadas no sistema de IHM. A percentagem de clínicas privadas no número total de organizações médicas que operam no sistema de IHM é baixa, assim como a percentagem de organizações médicas privadas (do número total) que prestam cuidados médicos gratuitos ao abrigo do programa de IHM.

Isto deve-se, em primeiro lugar, ao facto de as organizações médicas não-estatais considerarem, na maioria das vezes, o trabalho no sistema de saúde pública como uma linha ineficaz das suas actividades (uma vez que apenas cinco rubricas principais de despesas são normalmente reembolsadas a expensas dos fundos do sistema de saúde pública e que os custos de manutenção dos edifícios, a aquisição e o funcionamento do equipamento, etc., não são reembolsados). Em parte, este problema poderia ser resolvido no âmbito de um projeto-piloto de financiamento de canal único. No entanto, mesmo neste caso, as clínicas privadas não são totalmente reembolsadas dos seus custos.

O segundo problema é o facto de ser muito difícil para as organizações médicas não estatais terem a oportunidade de trabalhar no sistema de MHI - o Estado dá geralmente prioridade à manutenção de instituições médicas orçamentais (mesmo que ineficientes) em vez de partilhar os fundos limitados do MHI com organizações comerciais.

No entanto, existe experiência deste tipo de trabalho de organizações médicas privadas no sistema MHI.

Assim, as clínicas privadas de internamento, tais como o centro oftalmológico para microcirurgia ocular e os centros de cardiologia, operam no sistema do MHI quirguize.

É necessário desenvolver a prática de aumentar a participação das organizações médicas privadas no sistema de saúde pública, nomeadamente através de tarifas mais equitativas no sistema de saúde pública que tenham em conta os tipos de custos diretamente financiados pelo Estado para as instituições orçamentais (relacionados com a manutenção de edifícios e instalações).

Ao mesmo tempo, é de notar que nem sempre o princípio da MHI, segundo o qual os fundos da MHI devem seguir os doentes, incluindo as clínicas privadas, e os doentes das clínicas privadas pagariam apenas a diferença entre o custo total dos serviços nessas clínicas e as tarifas do sistema da MHI, é reconhecido como justo [4, 18].

Convém recordar que o seguro de doença é um sistema imperfeito, mas ainda assim um sistema de seguro, o que implica um elevado grau de solidariedade social. Além disso, a expensas do seguro de doença, os cuidados médicos devem ser prestados gratuitamente aos cidadãos. Isto significa que qualquer cidadão, incluindo aqueles que não querem pagar mais pelo seu tratamento, deve receber cuidados médicos gratuitos em organizações médicas privadas que operam no âmbito do sistema de seguro de doença.

O Quirguizistão está disposto a incluir no sistema de seguro de doença qualquer clínica privada que tenha celebrado um contrato de prestação de cuidados médicos gratuitos ao abrigo do seguro de doença com uma organização de seguros. No entanto, a obrigação de controlar a prestação de cuidados médicos gratuitos recai, neste caso, sobre a própria organização de seguros, que deveria refletir cuidadosamente antes de celebrar tais contratos com clínicas privadas.

Na maioria dos casos, a participação de organizações privadas no sistema MHI é uma tentativa de utilizar mais plenamente a capacidade das suas clínicas, onde, juntamente com os cuidados gratuitos, serão prestados serviços pagos não incluídos no programa de garantia estatal.

Outra forma de participação das clínicas privadas na prestação de cuidados médicos gratuitos à população é a encomenda estatal de serviços médicos. Também existem muitos problemas quando se recorre à ordem estatal, porque as instituições estatais ou municipais recebem fundos orçamentais diretamente do orçamento, sem concurso, e quando realizam procedimentos concorrenciais, têm uma grande vantagem em termos dos preços oferecidos, uma vez que não incluem uma série de itens nos seus custos.

No entanto, existem alguns exemplos de uma abordagem metodologicamente correcta deste problema. Por exemplo, se a capacidade do Estado para fornecer o volume necessário de procedimentos de hemodiálise fosse insuficiente, era realizado um concurso para atrair estruturas privadas, com a inclusão no preço de amortizações, utilidades e outros custos, que para as instituições orçamentais eram cobertos diretamente pelo orçamento.

Interação das organizações médicas privadas com as instituições orçamentais

Esta interação pode visar vários objectivos. Uma análise da prática das relações entre os organismos médicos estatais (municipais) e privados permite-nos apresentar uma certa classificação destas relações:

1. Assistência às instituições orçamentais na organização da sua prestação de cuidados médicos (gratuitos e pagos).

Comecemos por considerar os problemas da prestação de cuidados médicos gratuitos à população com a participação de clínicas privadas.

Trata-se essencialmente da aquisição pelas instituições orçamentais de certos tipos de serviços a organismos privados. Trata-se essencialmente de serviços de diagnóstico.

Assim, a questão da utilização de laboratórios privados como laboratório centralizado financiado pelo MLA está atualmente a ser analisada no KR.

Entre as principais razões que sugerem este envolvimento das clínicas privadas na promoção de cuidados de saúde gratuitos contam-se as seguintes:

- Impossibilidade de prestar certos tipos de cuidados médicos por parte de OBs financiados pelo orçamento devido à sua falta de equipamento, pessoal necessário, etc. Trata-se, antes de mais, de pequenos centros de saúde, subdivisões estruturais de instituições médicas territorialmente afastadas;

- A falta de conveniência económica de organizar a prestação de certos tipos de cuidados (geralmente de diagnóstico) por instituições orçamentais, quando é mais rentável comprar certos tipos de serviços a organizações privadas (por exemplo, serviços para os quais a necessidade é baixa) quando esses tipos de cuidados estão disponíveis em clínicas privadas.

- As possibilidades de cooperação entre organizações médicas orçamentais e privadas são muito maiores quando as instituições orçamentais prestam serviços médicos remunerados. Podem ser indicados os seguintes objectivos possíveis de cooperação:

- Atrair mais doentes comerciais para as instituições orçamentais. Por exemplo, trabalhar no âmbito de contratos com empresas privadas que encaminham doentes para tratamento na instituição orçamental. Neste domínio, as possibilidades de cooperação podem ser muito variadas. As empresas privadas podem encaminhar para as instituições orçamentais os doentes que necessitam de cuidados especializados que não estão disponíveis em instituições médicas privadas; prestar apoio informativo às actividades da instituição orçamental;

desempenhar o papel de simples intermediários, etc.

- Venda de certos tipos de serviços médicos a clínicas privadas. Neste caso, não é o doente, mas o organismo médico privado que compra à instituição orçamental e paga as prestações que não pode assegurar ele próprio. Regra geral, o doente do organismo privado não tem contactos com o organismo orçamental (por exemplo, aquando da prestação de serviços de diagnóstico laboratorial, etc.), ou estes contactos não dizem respeito à vertente financeira (o doente, ao receber um serviço, não paga nada ao organismo orçamental, sendo a fatura emitida à empresa privada que encaminhou o doente para o OIH orçamental).

- Prestação de serviços adicionais ou de serviços destinados a proporcionar condições mais confortáveis aos doentes dos OIH financiados pelo orçamento por parte de organismos privados. Neste caso, uma instituição financiada pelo orçamento pode recusar-se a prestar serviços pagos sob esta forma.

- Fornecer às instituições orçamentais serviços de informação, referência, análise, marketing e outros serviços relacionados com o desenvolvimento de actividades empresariais.

2. Utilização das capacidades temporariamente livres das instituições orçamentais.

As capacidades temporariamente gratuitas (instalações, equipamento) das instituições financiadas pelo orçamento podem ser cedidas para utilização a organizações médicas privadas. É mais vantajoso para a IE estatal que, no caso da concessão de instalações para utilização a empresas privadas, sejam as organizações que desenvolvem actividades médicas a atuar como utilizadores. Tal deve-se ao facto de, para além das receitas provenientes da utilização de imóveis, uma instituição orçamental ter, regra geral, a oportunidade de vender um determinado volume de serviços a uma organização médica privada (ou aos seus doentes) numa base remunerada.

É de notar que as capacidades temporariamente livres das IE orçamentais não são apenas instalações vazias e equipamento inativo, mas também instalações e equipamento utilizados durante um turno e não utilizados durante o resto do dia, fins-de-semana, etc. Por conseguinte, em alguns casos, é possível que as instituições orçamentais disponibilizem as suas instalações a outras organizações, não numa base permanente (dentro de um período de tempo acordado), mas apenas durante determinados períodos de tempo limitados. Pode ser, por exemplo, a disponibilização de algumas salas de operações a clínicas privadas durante a noite para efectuarem as suas operações, etc.

3.   Atrair recursos materiais adicionais para a instituição orçamental.

As instituições orçamentais, por sua vez, podem também utilizar equipamentos e instalações de organizações privadas (excedentários, temporariamente ociosos, etc.) para actividades empresariais.

4.   Atrair recursos humanos adicionais para a instituição orçamental.

A fim de desenvolver a atividade empresarial, a instituição orçamental está interessada em aumentar o volume dos serviços remunerados tradicionalmente prestados e em introduzir novos tipos de serviços remunerados.

É evidente que, numa instituição financiada pelo orçamento, é pouco provável que os mesmos especialistas realizem todo o leque de procedimentos prescritos e intervenções cirúrgicas com o mesmo nível de qualidade, tendo em conta a especialização existente tanto nas unidades estruturais como nos próprios médicos. E se em situações de emergência os cirurgiões são obrigados a realizar todas as intervenções necessárias que correspondam às capacidades técnicas da OZ, independentemente das competências de determinados médicos nesta área, já nas intervenções programadas e, além disso, pagas, a especialização é particularmente evidente.

O desenvolvimento de uma determinada competência e a aquisição das aptidões necessárias é um processo complexo, moroso e dispendioso. Na maioria dos casos, é mais conveniente atrair médicos de outras instituições, independentemente da sua organização e forma jurídica de propriedade, sob determinadas condições. Simultaneamente, atrair médicos de clínicas privadas para trabalharem em OBs públicos funciona como um mecanismo para obter fluxos adicionais de doentes para as clínicas privadas.

5.   Eliminação das barreiras em termos de condições e oportunidades para a prestação de serviços remunerados (sua substituição pela prestação de serviços por organizações privadas com base na mesma instituição).

A maioria dos OB estatais enfrenta todo o tipo de restrições (muitas vezes injustificadas) por parte das autoridades superiores quando organiza a prestação de serviços médicos pagos à população em dinheiro (enquanto as restrições à prestação de serviços pagos por pagamento sem dinheiro são estabelecidas com muito menos frequência).

De um modo geral, estas restrições dizem respeito ao seguinte:

- concessão de uma autorização especial para prestar determinados tipos de cuidados numa base remunerada. Por exemplo, muitas vezes as restrições dizem respeito à prestação de cuidados médicos a crianças;

- restrições à distribuição dos rendimentos provenientes da prestação de serviços remunerados: à parte dos rendimentos das actividades empresariais afetada à remuneração do trabalho; à parte dos rendimentos (ou do fundo de remuneração do trabalho) afetada à remuneração do pessoal administrativo e de gestão, etc;

- possibilidades de fixação autónoma de preços, etc.

Uma forma correcta de sair de tais situações é a recusa de uma instituição médica de prestar certos tipos de cuidados médicos numa base de taxa por serviço, ao mesmo tempo que oferece essa oportunidade a uma HMO privada.

De facto, trata-se de uma empresa privada que assume a organização da prestação de serviços remunerados. Utiliza, em determinadas condições, as instalações e o equipamento de uma instituição orçamental e contrata empregados da instituição orçamental. Por conseguinte, a empresa privada deve reembolsar o custo dos recursos orçamentais utilizados, pagar os salários aos empregados contratados e efetuar outras despesas a partir das receitas recebidas.

Naturalmente, para uma instituição orçamental, esta opção só tem interesse, regra geral, numa situação em que recebe uma parte das receitas de um organismo privado.

Em muitos aspectos, esta opção de prestação de serviços remunerados é mais favorável para o Estado do que o mecanismo tradicional de prestação de serviços remunerados pelas instituições orçamentais, devido às seguintes circunstâncias

- as organizações privadas, quando prestam serviços com base no orçamento da instituição de cuidados de saúde, pagam a renda, reembolsam a depreciação do equipamento e pagam os serviços de utilidade pública. No caso da prestação de serviços remunerados pela própria instituição de saúde orçamental, o reembolso dos recursos orçamentais utilizados nem sempre é assegurado;

- não há risco de não rentabilidade da atividade empresarial para a OZ orçamental;

- quando as actividades são exercidas por uma empresa privada, o nível de pagamento-sombra dos serviços médicos é sempre inferior (devido a um controlo mais rigoroso, que é também facilitado pela menor dimensão da organização privada, etc.);

As vantagens das empresas privadas, tais como uma maior flexibilidade, uma melhor organização do processo de tratamento, dos aspectos económicos e outros das actividades da instituição, etc., (o que acaba por garantir uma maior eficiência), podem tornar-se um bom exemplo e um objeto de estudo e de cópia por parte da instituição orçamental.

Em geral, pode concluir-se que a criação de um mecanismo organizacional e económico racional para a participação de organizações médicas privadas na resolução de questões de saúde pública é um problema bastante complexo.

No entanto, a experiência disponível, embora reduzida, da República do Quirguizistão demonstra a possibilidade e a necessidade de reforçar a cooperação entre os sectores público e privado no sector da saúde, como se verá mais adiante.

Para concluir este capítulo, os problemas de interação entre os cuidados de saúde públicos e privados que foram considerados, longe de serem completos, permitem tirar as seguintes conclusões

1. As formas legais de cooperação mutuamente vantajosas entre organizações médicas orçamentais e privadas estão claramente subutilizadas.

2. O apoio aos cuidados de saúde privados deve incluir aspectos como:

- melhoria do quadro legislativo;

- promover o desenvolvimento de seguros de saúde voluntários;

- abandonar a política de discriminação implícita contra as clínicas médicas privadas;

- uma política de preços mais flexível que garanta às organizações médicas privadas, ao participarem no sistema MHI ou ao aplicarem a ordem estatal, o reembolso de custos razoáveis;

- criação de um mecanismo económico mais claro para o funcionamento das instituições orçamentais, impedindo a utilização de preços de dumping quando estas prestam serviços médicos pagos.

Capítulo 4

Repartição dos riscos na execução de projectos PPP

Como já foi referido, a utilização de mecanismos de PPP impôs-se firmemente na prática mundial. O desenvolvimento económico regional é impossível sem infra-estruturas de transportes, de energia e sociais perfeitas, o que, por sua vez, só é possível se existirem fontes de financiamento extra-orçamentais. Os mecanismos de PPP são utilizados para atrair capital privado para criar (modernizar) e continuar a gerir as infra-estruturas públicas.

A execução eficaz de projectos de infra-estruturas nas regiões exige uma compreensão clara dos princípios da partilha de riscos, da competência e da responsabilidade das partes envolvidas.

Pode presumir-se que os principais critérios para atribuir esta ou aquela forma de interação entre as empresas e o Estado à parceria público-privada são o nível de transferência de risco para o sector empresarial, os direitos de propriedade sobre o objeto construído, os termos do contrato para o direito de receber rendimentos do projeto [11, 14].

O critério mais problemático entre os acima enumerados é a transferência do risco para qualquer um dos participantes no projeto.

A matriz de distribuição dos diferentes tipos de risco entre os participantes no projeto PPP é apresentada a seguir (ver quadro).

Tabela. Matriz de repartição dos riscos entre os participantes em projectos de infra-estruturas regionais que utilizam o mecanismo da parceria público-privada

Tipos de riscos	Afetação dos riscos		
	Sector privado	O sector privado e o Estado	Estado
Erros de conceção	v		
Disponibilização de terrenos			v
Obtenção de licenças, autorizações	v		

	V		
Riscos da construção	V		
Obstáculos ocultos		V	
Colocação em funcionamento	V		
Riscos de exploração	V		
Alterações legislativas, riscos políticos			V
Riscos cambiais e de inflação		V	

Fonte: Sinyakova A.F., 2007.

Como os autores assinalam corretamente, ao analisar os dados do quadro, pode concluir-se que a maior parte dos riscos, nomeadamente cerca de 55,6%, são transferidos para o sector privado, outros cerca de 22,2% recaem inteiramente sobre o Estado e os restantes 22,2% recaem sobre o sector privado e o Estado em proporções iguais [14].

As principais características dos projectos de infra-estruturas regionais que utilizam o mecanismo de PPP são as seguintes

1. Uma cooperação em que o sector privado assume normalmente a conceção, a construção, o financiamento, a utilização e a gestão de um bem, assegurando depois que o serviço é prestado ao público através do governo ou diretamente. O envolvimento das empresas em todas as fases é fundamental, e é isto que distingue as parcerias público-privadas de todas as formas anteriores de interação entre as empresas e a administração pública, em que as empresas privadas apenas participavam no processo de financiamento do projeto ou apenas no processo de construção e utilização das instalações.

2. Geração de receitas pelo sector privado, quer através da cobrança de taxas de utilização ao público ou ao governo, ou a ambos.

3. Determinação da qualidade e quantidade do serviço prestado pelo Estado. Se o Estado for responsável pelo pagamento de taxas de utilização pelo público, pode ajustar as taxas em função da conformidade do serviço prestado com todas as especificações iniciais do projeto.

4. O nível de transferência de risco para o sector privado é suficiente para garantir uma execução eficiente do projeto. No final do contrato, o Estado pode ser proprietário do ativo criado depois de pagar um valor residual pré-determinado ao sector privado. O valor residual justo depende de muitos factores de mercado e, neste caso, o risco de imparidade é suportado pelo Estado.

Por outro lado, vale a pena considerar a situação em que os participantes nas PPP conduzem as suas políticas tendo em conta apenas os seus próprios interesses (os chamados riscos comportamentais). Esta situação conduz frequentemente ao aparecimento de riscos não planeados, que, a priori, levam a custos não contabilizados associados à conceção, financiamento, construção, operação, execução e elaboração de contratos e outros documentos relacionados com o projeto, acompanhamento e garantia do acordo de parceria. A principal razão para estes problemas pode ser uma divergência entre os objectivos da parceria para o governo e para as empresas. Há que ter em conta que a eficácia da parceria depende, em grande medida, do comportamento dos parceiros privados. Os factores aleatórios, bem como as incertezas das condições políticas, sociais, tecnológicas e económicas podem contribuir para a divergência de objectivos.

Os riscos podem manifestar-se em diferentes fases da execução do projeto, dependendo da natureza e do grau de influência dos factores aleatórios nessas fases.

Tendo em conta o leque de riscos potenciais das PPP que os parceiros podem enfrentar, os riscos e as desvantagens desta forma de cooperação são agrupados em três grupos principais:

1. Riscos económicos, financeiros e cambiais, ou seja, relacionados com a evolução das taxas de câmbio, da taxa de inflação, da taxa de crescimento económico, do poder de compra da população, etc.

2. Riscos técnicos (tecnológicos), que estão relacionados com o processo de construção, funcionamento e manutenção do objeto da parceria.

3. Riscos jurídicos e políticos, que estão relacionados com alterações na situação política do país, no quadro legislativo, etc.

Capítulo 5

Experiência prática do Quirguizistão na execução de projectos de PPP.

A República do Quirguistão está a tomar as primeiras medidas para desenvolver o instituto das PPP, tendo em conta as melhores práticas internacionais.

Como é sabido, as PPP foram reconhecidas a nível mundial como um método alternativo para prestar serviços públicos e melhorar as infra-estruturas de uma forma mais eficiente e de qualidade.

A PPP é uma orientação importante da estratégia estatal para o desenvolvimento do sector privado no país, o que é confirmado pela adoção da lei "Sobre a parceria público-privada na República do Quirguistão" em 2012 [7], o programa para o desenvolvimento da parceria público-privada para 2016-2021, aprovado pela Resolução do Governo n.º 327 de 16 de junho de 2016, bem como o programa de investimento no sector da saúde para 2016-2025, aprovado pela Resolução do Governo n.º 359 de 30 de junho de 2016. Assim, foi estabelecido o quadro institucional das PPP e identificados os organismos estatais autorizados.

Foi iniciado o processo de preparação dos primeiros projectos de PPP, incluindo a preparação de estudos de viabilidade (a seguir designados "estudos de viabilidade") para posterior preparação da seleção dos parceiros privados. Para este efeito, com o apoio do Banco Asiático de Desenvolvimento, foram desenvolvidos critérios para a seleção de projectos de PPP, aprovados pela Resolução do Governo da República do Quirguistão "Sobre o financiamento da preparação de projectos de parcerias público-privadas", de 17 de março de 2014, n.º 147, que estabelece um procedimento transparente e equilibrado para a preparação de projectos de PPP.

O Ministério da Saúde da República do Quirguistão iniciou o desenvolvimento dos seguintes projectos de PPP:

1. "Instalação de tomógrafos computorizados em organizações médicas e de cuidados de saúde preventivos da República do Quirguizistão no âmbito de uma parceria público-privada";

2. "Organização dos serviços de hemodiálise nas cidades de Bishkek, Osh e Jalal-Abad";

3. "Organização de um laboratório centralizado em Bishkek";

4. "Criação e gestão de centros de angiografia".

É de notar que os projectos de PPP acima referidos se encontram em diferentes fases de execução.

1. **Projeto PPP "Instalação de tomógrafos computorizados em organizações médicas e de cuidados de saúde preventivos da República do Quirguizistão no âmbito de uma parceria público-privada".**

Objetivo do projeto: criar centros de diagnóstico por TC em 10 instituições de saúde (2 em Bishkek, 8 nas regiões).

Progresso da execução do projeto PPP.

Este projeto foi aprovado pelo Conselho de Supervisão do Mecanismo de Financiamento da Preparação de Projectos de PPP (PPPF) para financiar o desenvolvimento do estudo de viabilidade do projeto (outubro de 2014).

A 1 de julho de 2016, foi assinado um contrato com a empresa vencedora (Rebel Group International BV, uma empresa de consultoria internacional), e foi celebrado um acordo para a preparação de um estudo de viabilidade (doravante referido como o Estudo de Viabilidade) e a prestação de serviços de transação (n.º ADB-PPP-1).

A fim de implementar eficazmente o projeto PPP sobre a preparação do estudo de viabilidade, foi preparada a ordem do Ministério da Saúde da República do Quirguistão "Sobre a criação de um grupo de trabalho para a implementação do projeto "Instalação de scanners de tomografia computorizada em organizações de cuidados de saúde médicos e preventivos da República do Quirguistão nos termos da parceria público-privada", com data de 15 de maio de 2017 № 396.

A empresa de consultoria Rebel Group International BV apresentou um relatório inicial para o projeto de PPP para revisão e acordo em maio. O Estudo de Viabilidade Final será apresentado em outubro de 2017.

2. **Projeto PPP "Organização de serviços de hemodiálise em Bishkek, Osh e Jalal-Abad", com o apoio de uma subvenção do Banco Alemão de Desenvolvimento (KfW).**

Objetivo do projeto: reorganização e consolidação dos serviços de hemodiálise em 4 unidades estatais de hemodiálise existentes (2 em Bishkek, 1 em Osh, 1 em Jalal-Abad).

O Ministério da Economia da República do Quirguistão aprovou o presente projeto de estudo de viabilidade pelo Despacho n.º 236-A de 29 de agosto de 2016.

Os documentos do concurso foram aprovados pelo Despacho do Ministério das Finanças da República do Quirguistão n.º 206-P, de 22 de dezembro de 2016.

O concurso para a seleção do parceiro privado foi anunciado em 10 de janeiro de 2017.

Os pedidos de pré-qualificação para o projeto acima referido foram recebidos dos 5 proponentes seguintes, dentro dos prazos fixados no anúncio de concurso e no regulamento do concurso para projectos de PPP:

1) Nephrocare Health Services Private Limited (Índia)

2) TOO "Zhasandy Buirek" (República do Cazaquistão)

3) ESS GmbH (Alemanha)

4) Unit-Reactiv-Pharma LLC (República do Quirguizistão)

5) Fresenius Medical Care Care Deutschland GmbH (Alemanha).

Em 16 de fevereiro de 2017, foi realizada uma reunião da comissão de concurso para efetuar uma avaliação de pré-qualificação das propostas recebidas.

Com base nos resultados da avaliação, foram seleccionadas duas empresas, que foram notificadas para enviar à comissão de concurso propostas técnicas e financeiras para o projeto dentro dos prazos estabelecidos.

Em 16 de março de 2017, foi realizada uma conferência de investidores para as empresas que passaram com êxito a pré-qualificação de projectos PPP.

O objetivo da conferência era discutir as disposições do acordo de PPP entre os parceiros públicos e privados e chegar a acordo sobre as alterações e aditamentos ao projeto de acordo. Tendo em conta as discussões e os comentários recebidos dos proponentes, o projeto de acordo foi finalizado e aprovado pela comissão de concurso.

(Acordo PPP - contrato escrito entre parceiros públicos e privados que define os direitos, as obrigações e as responsabilidades das partes, bem como outros termos e condições de execução do projeto PPP para efeitos de execução de determinadas actividades em vários domínios com base nos princípios das PPP, segundo as modalidades e as formas estabelecidas na legislação em vigor da República do

Quirguizistão).

Em 5 de abril de 2017, o projeto de acordo foi enviado ao Ministério das Finanças do KR para aprovação, em conformidade com a Lei das PPP do KR.

O projeto de acordo foi aprovado pelo despacho do Ministério da Saúde do KR "Sobre a aprovação de alterações ao projeto de acordo relativo ao projeto de parceria público-privada "Organização de serviços de hemodiálise nas cidades de Bishkek, Osh e Jalal-Abad", de 19.04.2017, n.º 232, e pelo despacho do Ministério das Finanças do KR, de 20.04.2017, n.º 62 - P.

O projeto de Acordo PPP aprovado foi disponibilizado aos proponentes em 24 de abril de 2017, tendo a data de apresentação de propostas sido fixada em 26 de maio de 2017. Em 26 de maio de 2017, foram apresentadas propostas técnicas e financeiras de duas empresas pré-qualificadas.

Em 14 de junho de 2017, com base nos resultados da avaliação do comité de concurso, o vencedor foi anunciado como sendo a Fresenius Medical Care, cuja proposta técnica foi considerada como satisfazendo todos os requisitos.

Em conformidade com a lei da República do Quirguizistão "Sobre as parcerias público-privadas na República do Quirguizistão", o parceiro público, representado pelo Ministério da Saúde da República do Quirguizistão, procede a negociações para a assinatura do acordo de PPP com o vencedor do concurso.

A fim de promover a execução eficaz do projeto de parceria público-privada "Organização de serviços de hemodiálise em Bishkek, Osh e Jalal-Abad", e em conformidade com o n.º 4 do artigo 18.º e o artigo 21.º da Lei da República do Quirguizistão "Sobre a parceria público-privada na República do Quirguizistão, de 22 de fevereiro de 2012 № 7, o Ministério da Saúde da República do Quirguizistão preparou uma instrução "Sobre a criação de um grupo de trabalho interdepartamental para apoio técnico ao processo de negociação entre o parceiro estatal e a empresa - o vencedor do concurso, para assinar um contrato com o Ministério da Saúde da República do Quirguizistão".

O projeto final de acordo de PPP, tendo em conta as discussões e os aditamentos recebidos durante o processo de negociação com o parceiro privado, o vencedor do concurso, foi aprovado pelo despacho do Ministério da Saúde da República do Quirguizistão "Sobre a aprovação do projeto de acordo relativo ao projeto de PPP "Organização de serviços de hemodiálise nas cidades de Bishkek, Osh e Jalal-Abad", de 21.07.2017, n.º 655. O acordo sobre este projeto de PPP foi enviado ao Ministério das Finanças da República do Quirguizistão para aprovação.

O Ministério das Finanças da República do Quirguistão aprovou o projeto de acordo de PPP pelo Despacho n.º 110-P de 14 de agosto de 2017.

Questões fundamentais para a execução de projectos de PPP:

É de notar que, para concluir o acordo PPP com a empresa vencedora e para a execução bem sucedida deste projeto PPP, será necessário um aumento orçamental adicional de 115,0 milhões de KGS (para o período subsequente a partir de 2018).

Ao mesmo tempo, o custo do serviço de hemodiálise prestado pelo parceiro privado incluirá a formação do pessoal médico, o serviço e a manutenção do equipamento.

Como uma das opções para resolver a questão - Proporcionar benefícios ou preferências fiscais:

> O artigo 12.º da Lei relativa às PPP prevê a possibilidade de conceder isenções fiscais em conformidade com o procedimento e nas condições previstas na legislação do RDC;

> Em conformidade com o artigo 256-1 do Código Fiscal da República do Quirguizistão, a prestação de serviços efectuada por um parceiro privado no processo de execução de um acordo de PPP é uma prestação isenta de IVA durante o período estabelecido no acordo de PPP, **sob reserva da aprovação do acordo de PPP pelo Governo da República do Quirguizistão.**

Neste contexto, foi elaborada uma carta dirigida ao Chefe do Gabinete do Governo da República do Quirguizistão (cópias para todos os ministérios e departamentos interessados) relativa à isenção de IVA dos serviços prestados por um parceiro privado ao abrigo do Acordo PPP para o projeto PPP "Organização de serviços de hemodiálise em Bishkek, Osh e Jalal-Abad" e à necessidade de elaborar um despacho do Governo da República do Quirguizistão. Além disso, foi elaborado um projeto de decreto do Governo da República do Quirguizistão, bem como uma referência ao projeto de decreto do Governo da República do Quirguizistão.

O projeto de decreto do Governo do KR sobre a isenção de IVA dos serviços prestados por um parceiro privado no âmbito do projeto de PPP "Organização de serviços de hemodiálise nas cidades de Bishkek, Osh e Jalal-Abad" foi aprovado pelo Primeiro-Ministro do KR em 14 de agosto de 2017 n.º 338-r.

Em 15 de agosto de 2017, realizou-se a cerimónia de assinatura do acordo de PPP relativo ao projeto de PPP "Organização de serviços de hemodiálise nas cidades de Bishkek, Osh e Jalal-Abad" entre o Ministério da Saúde da República do Quirguistão e a Fresenius Medical Care Care Deutschland GmbH (Alemanha).

3.   **Projeto PPP "Organização de um laboratório centralizado em Bishkek".**
Objetivo do projeto: organização de um laboratório centralizado em Bishkek.

A versão preliminar do LLP do projeto PPP foi preparada e, depois de passar pelo procedimento de discussão interna com a gestão do IFC

(Sociedade Financeira Internacional), foi apresentado para revisão ao Ministério da Saúde da República do Quirguistão em 22 de dezembro de 2016.

Em conformidade com o artigo 16.º, parte 3, da Lei da República do Quirguizistão "Sobre as parcerias público-privadas na República do Quirguizistão" O estudo de viabilidade do projeto de PPP foi igualmente enviado ao organismo estatal autorizado no domínio das PPP (Ministério da Economia da República do Quirguizistão) para discussão e tomada de decisões sobre a continuação da execução do referido projeto (Anexo: Estudo de viabilidade em 412 páginas).

A análise preliminar do estudo de viabilidade mostrou que, para que o projeto PPP seja executado com êxito, é necessário um financiamento adicional do Estado, no montante de 2,5 milhões de dólares, para cumprir as obrigações para com o parceiro privado.

Em 13.01.2017, realizou-se uma reunião interdepartamental para discutir o projeto PPP "Organização de um laboratório centralizado na cidade de Bishkek", relacionado com os problemas de financiamento deste projeto, identificados pelos resultados do estudo de viabilidade.

No período de fevereiro a abril de 2017, foi realizada uma investigação adicional para estudar a questão relacionada com a minimização do défice financeiro sobre as obrigações do parceiro público no financiamento dos serviços do operador privado no âmbito do projeto PPP, tendo sido consideradas várias opções em termos do volume de serviços laboratoriais prestados no contexto de organizações de cuidados de saúde localizadas no território de Bishkek.

Em 20 de abril de 2017, na reunião de trabalho do Ministério da Saúde da República do Quirguistão e do Ministério da Economia da República do Quirguistão sobre a execução de projectos de PPP, foi decidido que era necessário preparar uma nota analítica sobre a necessidade de minimizar o défice financeiro entre as obrigações do parceiro público de financiar os serviços do operador privado no âmbito deste projeto de PPP.

Questões fundamentais para a execução de projectos de PPP:

> Procura de fundos para cobrir o défice financeiro entre o orçamento atual e os fundos necessários para as PPP (incluindo a eventual receção de fundos do BAD, no âmbito do programa de melhoria do clima de investimento na República do Quirguizistão);

> A criação de um espaço para um laboratório central contribuirá para tornar o projeto mais atrativo para os investidores privados;

> Isenções ou preferências fiscais (semelhantes ao **projeto de PPP para a organização de serviços de hemodiálise)**.

A questão do cofinanciamento de projetos PPP relativos à criação de centros de diálise e de um laboratório centralizado foi inscrita na ordem de trabalhos da reunião do Conselho de Parcerias Público-Privadas na República do Quirguizistão.

Em 16 de junho de 2017, realizou-se uma reunião do Conselho para as parcerias público-privadas na República do Quirguizistão

Nesta reunião, foi decidido finalizar a justificação para a atribuição de financiamento adicional aos projectos supramencionados, com destaque para a componente económica dos projectos.

Por decisão do Conselho para as Parcerias Público-Privadas na República do Quirguizistão, o Ministério das Finanças da República do Quirguizistão realizou uma análise adicional do estudo de viabilidade para identificar fontes alternativas de financiamento do projeto de PPP.

4. Projeto PPP "Criação e gestão de centros de angiografia".

Objetivo do projeto: instalação de um complexo angiográfico numa organização de cuidados de saúde e garantia da acessibilidade da população aos métodos angiográficos de diagnóstico e tratamento.

Foi anunciado um concurso para serviços de consultoria. Em 23 de setembro de 2016, a Comissão do Concurso aprovou uma lista restrita de empresas para participação no concurso.

Foram recebidas propostas técnicas e financeiras de duas empresas dentro do prazo:

1)   Consórcio "Sanigest International", empresa de consultoria da Ásia Central "CAIConsulting" (Quirguizistão);

2)   Grand Thornton Consortium (Arménia).

Em 7 de fevereiro de 2017, foi elaborado um relatório combinado de avaliação técnica e financeira do consultor.

Com base nos resultados da avaliação das propostas, a comissão de concurso recomendou um novo concurso com revisão dos termos de referência e do âmbito dos trabalhos, devido a uma ultrapassagem significativa do orçamento em 58.000 dólares. A COMISSÃO DE CONCURSO RECOMENDOU UM NOVO CONCURSO COM REVISÃO DOS TERMOS DE REFERÊNCIA E DO ÂMBITO DOS TRABALHOS, DEVIDO A UMA ULTRAPASSAGEM SIGNIFICATIVA DO ORÇAMENTO EM 58 MIL DÓLARES.

O pacote de documentos necessário foi preparado e apresentado para aprovação ao Departamento de Contratos Públicos do Ministério das Finanças da República do Quirguizistão. Em 10 de julho de 2017, foi publicado no sítio Web do Ministério da Saúde da República do Quirguizistão e do Ministério da Economia da República do Quirguizistão um pedido reiterado de manifestação de interesse para serviços de consultoria ao Ministério da Saúde da República do Quirguizistão no âmbito deste projeto.

No total, 8 empresas apresentaram manifestações de interesse:

1. Hospital Universitário de Inha (Coreia do Sul);

2. Grupo TRANSPROEKT JSC (Rússia);

3. management4health GmbH (Alemanha) / Avanco (KR);

4. BDO Unicon JSC (Rússia);

5. Aninver InfraPPPP Partners S.L (Espanha);

6. Grant Thornton Arménia (Arménia)/Grant Thornton Quirguizistão (KR);

7. Quasar LLP (Cazaquistão);

8. Concept Realisation (EAU), HK Advisory (EAU) e GRATA International (KR).

Em 14 de agosto de 2017, a recolha das candidaturas recebidas foi concluída e as empresas foram identificadas para efeitos de pré-seleção.

As oito empresas que receberam um pedido de propostas de serviços de consultoria para o referido projeto de PPP em 5 de setembro de 2017 foram pré-seleccionadas.

Capítulo 6

Conclusão

Os problemas existentes no desenvolvimento das PPP exigem a elaboração de medidas coerentes para a sua resolução com êxito.

Para eliminar os fenómenos negativos existentes na implementação das relações de parceria entre o Estado e as empresas privadas, devem ser tomadas as seguintes medidas

- Melhoria e introdução das alterações e aditamentos necessários à atual legislação em matéria de PPP, tendo em conta a experiência prática da execução de projectos-piloto,

- preparação de directrizes metodológicas que expliquem o procedimento de

utilização de princípios de PPP;

- assegurar uma distribuição equitativa das oportunidades e dos riscos entre o governo e as empresas privadas (os riscos do projeto devem ser suportados pelo parceiro mais capaz de os controlar e gerir; ao mesmo tempo, é irracional transferir todos os riscos para o parceiro privado, especialmente os riscos diretamente afectados pela política pública);

- tomar medidas adicionais para uma atribuição transparente e eficaz dos contratos públicos, criando uma concorrência para a execução do projeto;

- como parte da análise de viabilidade do projeto, é crucial desenvolver cenários realistas para o financiamento futuro, o que permitirá avaliar se o projeto tem potencial suficiente para cobrir os custos de investimento às taxas de mercado actuais durante o período de vida do projeto;

- Alterações à atual legislação fiscal (introdução de uma norma que reflicta a especificidade das PPP, a fim de evitar problemas relacionados com o aumento da carga fiscal dos investidores privados sem ter em conta a intervenção do Estado);

- seguro de risco obrigatório;

- Criar uma imagem favorável das PPP.

A experiência adquirida com a criação e o funcionamento das PPP mostra que um dos factores mais importantes para assegurar o desenvolvimento de relações de parceria entre as empresas e o Estado é um ambiente político estável e o apoio à parceria. Simultaneamente, é atribuído um papel igualmente importante ao ambiente político e jurídico, que cria condições básicas estáveis para o desenvolvimento e a implementação de projectos de PPP.

Em conclusão, gostaria de sublinhar mais uma vez que os projectos no sistema de saúde são os primeiros projectos de PPP no Quirguizistão implementados ao abrigo da legislação atual e que a sua implementação bem sucedida deve servir de exemplo para atrair o sector privado e o investimento para um maior desenvolvimento, incluindo o sistema público de saúde.

Os investimentos no sector da saúde caracterizam-se por um grande efeito multiplicador. Juntamente com a viabilidade económica, a implementação de projectos de PPP na esfera social melhorará significativamente a qualidade de vida dos cidadãos. O sector dos cuidados de saúde, para além das reformas estruturais, requer uma modernização tecnológica significativa, o que, por sua vez, exige investimentos sérios.

O financiamento público para este sector, apesar de algum crescimento, é ainda insuficiente para ter um impacto na redução da mortalidade e no aumento da esperança de vida.

Escusado será dizer que o estabelecimento de uma cooperação frutuosa com todas as partes interessadas, o intercâmbio de opiniões, experiências e propostas para melhorar as actividades de PPP, com vista a atingir o objetivo principal - preservação e melhoria da saúde dos nossos cidadãos, melhoria da qualidade de vida - é uma das principais alavancas no desenvolvimento e estabelecimento do instituto de PPP na República.

Literatura:

1. Base de dados sobre a participação do sector privado em projectos de infra-estruturas. Grupo do Banco Mundial, www. woridbank. org.

2. Varnavskiy, V.G. Parceria entre o Estado e o sector privado: teoria e prática / V.G. Varnavskiy // Economia Mundial e Relações Internacionais. - M., 2002. - №7. - C. 30 - 30.

3. Varnavsky V.G. Parceria entre o Estado e o Sector Privado: Formas, Projectos, Riscos. - M., 2005. - C. 10 - 27.

4. Num espelho torto (O sistema MAC, concebido como um análogo da segurança social médica europeia, transformou-se, na realidade, numa variante do financiamento orçamental das instituições médicas estatais) / Expert-North-West. - 2006. - № 23. - C. 33 - 36 // http://www.rosmedstrah.ru/articles.php?show=1&id=482&srch=1.

5. Gladkov, K.V. Public-private partnership as a source of competences of a private partner in healthcare / Modern problems of science and education. - 2016. - No. 2 // URL: http://www.science-education.ru/en/article/view?id=24359.

6. Derbina E.S. Perspectivas de implementação da parceria público-privada no domínio da saúde pública na Federação Russa // Young Scientist. - 2014. - №17. - C. 259 - 261.

7. Lei da República do Quirguistão "Sobre as parcerias público-privadas na República do Quirguistão", de 22 de fevereiro de 2012, n.º 7.

8. Constituição da República do Quirguizistão. Adoptada por referendo (por voto popular) em 27 de junho de 2010.

9. Makarov I.N., Kolesnikov V.V. Infra-estruturas nacionais e parceria público-privada : as necessidades da sociedade moderna economia // Economia criativa. - 2012. - № 5 (65). - C. 50 - 54.

10. Mataev T.M. Perspectivas de desenvolvimento da parceria público-privada na República do Cazaquistão // Empreendedorismo russo. - 2011. - No. 12, Issue. 2 (198). - C. 187 - 192 / http://www.creativeconomy.ru/articles/16129/.

11. Relatório Nacional   "Riscos Empresariais   no   Sector
    Privado".

    Parceria Estado" / Associação de Gestores. - M., 2007 // http://europeandcis.
    undp .org/uploads/public/file/PPPP%20Report 2007.

12. Guia Prático da Boa Governação nas Parcerias   Público-Privadas / União
        Europeia

    comissão económica. - Nova Iorque - Genebra: ONU, 2008. - 114 c.

13. Ranjith Appuhami, Sujatha Perera & Hector Perera. Management Controls in
    Public-Private Partnerships: An Analytical Framework (Controlos de gestão
    em parcerias público-privadas: um quadro analítico). - Australian Accounting
    Review. - 2011. - No. 56, Vol. 21. - Edição 1.

14. Rastvortseva S.N., Fedyuk E.F. Distribution of risks between the participants
    of the public-private partnership projects   .

    http://www.sworld.com.ua/index.php/ru/economy-411/business-economics-
    and-production-management-411/11274-411-0642.

15. Sinyakova A.F. Acordos de concessão: atração de investimentos para a região
    através de parcerias público-privadas. - Economia regional: teoria e prática. -
    M., 2007. - №10. - C. 59 - 64.

16. Soldatenkov V.Y. Concessão como forma de parceria público-privada: aspeto
    social // Russian entrepreneurship. - 2010. - No. 6, Issue. 2 (161). - C. 46 - 50.

17. Financiamento da criação e da modernização de infra-estruturas de transportes
    e de serviços públicos / Editado por J. Perrault, G. Chateloux. - Paris: Izd. do
    Instituto Nacional de Pontes e Estradas de França, 2002.

18. Scherbuk, Yu.A.; Kadyrov, F.N.; Khairullina, I.S. Problems of interaction
    between public and private health care (in Russian) // Health care manager.
                    2008.   -№ 2   /

    https://www.lawmix.ru/medlaw/10126.

Apêndice

Referência ao projeto PPP: "Organização de centros de hemodiálise em cidades Bishkek, Osh e Jalal-Abad"

1	Nome do parceiro público **Ministério da Saúde da República do Quirguizistão (a seguir designado por "M3 KR");**	
2	Nome do projeto: **Organização de centros de hemodiálise nas cidades de Bishkek, Osh e Jalal-Abad**	
3	Informações gerais sobre Projeto	A M3 KR, com o apoio da Sociedade Financeira Internacional (a seguir designada por "SFI") e de um grupo de consultores, incluindo a Rebel Group International, a Hogan Lovells (CIS) e a Kalikova & Associates, está a preparar um projeto público-privado (a seguir designada por "PPP") para a criação de centros de hemodiálise (a seguir designado por "o projeto"). O projeto é executado com o apoio financeiro do banco de desenvolvimento alemão KfW. O projeto foi concebido para tratar doentes com insuficiência renal crónica prevê a reorganização e a consolidação dos serviços de hemodiálise em quatro unidades nacionais existentes hemodiálise em Bishkek, uma unidade em Osh e uma unidade em Jalal-Abad. Está prevista a realização de um concurso para dois lotes [Lote 1: 1 unidade de hemodiálise em Bishkek + 1 unidade de hemodiálise em Jalal-Abad; Lote 2: 1 unidade de hemodiálise em Bishkek + 1 unidade de hemodiálise em Osh] e a celebração de acordos de PPP
4	Justificação da viabilidade da aplicação da PPPc	A fim de justificar a viabilidade de uma PPP para a execução do projeto, deve notar-se, em primeiro lugar, que no domínio da hemodiálise o Estado enfrenta certas dificuldades, tais como: falta de capacidade atual

para a infraestrutura selecionada. Justificação de que o projeto de PPP é do interesse do Estado	(financeira e técnica) para prestar serviços de hemodiálise aos doentes necessitados, falta de critérios claros para orientar o M3 KR na seleção dos doentes a receber serviços de hemodiálise, etc. O projeto será executado pelo Ministério da Saúde e do Desenvolvimento Social da República do Quirguizistão. Atualmente, existem cerca de 1.300 doentes no KR com um
	Em diferentes fases da insuficiência renal, 709 doentes necessitam de hemodiálise. Deste número, a hemodiálise de 552 pacientes é financiada pelo orçamento do Estado, desde maio de 2016 o tratamento de 118 pacientes é parcialmente pago pelo Fundo de Seguro Médico Obrigatório (do custo total de 5500-6000 soms por procedimento, 4900 soms são pagos pelo MHIF), 39 pacientes pagam o procedimento eles próprios. No entanto, é de salientar que estes números reflectem apenas os doentes que apresentaram oficialmente um pedido de apoio ao Estado. Espera-se que a melhoria do sistema de prestação de serviços de hemodiálise seja possível graças à execução do projeto através de PPP. O modelo de PPP a implementar abrangerá quatro centros públicos em Bishkek, um centro em Osh e um centro em Jalal-Abad. O projeto incluirá 283 pacientes com orçamento limitado que recebem atualmente serviços de hemodiálise e poderá oferecer uma melhor relação custo-benefício. Será assegurada uma melhor qualidade dos serviços de hemodiálise, com a transferência de alguns dos riscos para o parceiro privado e a um preço acessível para o governo. Ao implementar o projeto através de PPP, é provável que

		haja um aumento da cobertura de doentes se a empresa privada oferecer um preço inferior ao previsto, o que permitirá um aumento do número de doentes dentro do orçamento existente atribuído à hemodiálise. Espera-se que o parceiro privado melhore a eficiência da prestação de serviços de hemodiálise (incluindo questões de gestão, instalações, equipamento e metodologia) e que preste serviços de nível mais elevado do que os actuais. Prevê-se que o custo da prestação de serviços de hemodiálise pelo parceiro privado seja inferior ao custo dos serviços atualmente adquiridos pelo M3 KR a organizações privadas (SURFA)
5	Resultados esperados da execução do projeto	Entre os resultados esperados da implementação do projeto contam-se os seguintes 1. Possível aumento da cobertura de doentes nos centros de hemodiálise; 2. Espera-se que o parceiro privado preste serviços com padrões de qualidade mais elevados do que o parceiro privado.
		o sistema existente no KR; 3. O custo dos serviços de hemodiálise será inferior ao custo atual pago no âmbito do contrato de serviços M3 CD com a SURFA; 4. Melhorar a eficiência dos serviços prestados (incluindo, nomeadamente, questões de gestão , instalações, equipamento, etc.), metodologias, etc.) 5. M3 A CD suportará riscos significativamente mais baixos na prestação de serviços de hemodiálise ao abrigo do modelo de PPP, sendo os principais riscos suportados pelo parceiro privado (por exemplo, seleção do equipamento para o procedimento de

		hemodiálise , O parceiro privado adquire e mantém os serviços de hemodiálise, as normas de qualidade dos serviços de hemodiálise devem ser respeitadas pelo parceiro privado, etc.).
6	Programas estratégicos (conceitos) que incluir o projeto	- Programa de Transição da República do Quirguizistão para o Desenvolvimento Sustentável da República do Quirguizistão para 2013-2017 (aprovado pela Resolução do Governo da República do Quirguizistão n.º 218, de 30 de abril de 2013); - Estratégia de proteção e promoção da saúde pública da República do Quirguizistão até 2020 ("Saúde 2020") (aprovada pela Resolução do Governo da República do Quirguizistão n.º 306, de 4 de junho de 2014); - Programa Nacional de Reforma do Sistema de Saúde da República do Quirguizistão "Den Sooluk" para 2012-2016 (aprovado pela Resolução do Governo da República do Quirguizistão n.º 309, de 24 de maio de 2012); - Programa de investimento no sector da saúde para 2016-2025 (aprovado pela Resolução do Governo da República do Quirguizistão n.º 359, de 30 de junho de 2016)
7	Participação prevista de outras organizações para além do parceiro estatal (sociedades anónimas com participação anónimas com participação estatal, empresas públicas, instituições ou outras entidades económicas).	Do lado do parceiro público no projeto PPP está o M3 KR. Os fundos para os serviços de hemodiálise serão acumulados na conta do pagador para os serviços.
8	Localização do projeto	Os centros de hemodiálise funcionarão em Bishkek, Osh e Jalal-Abad. A localização exacta do projeto ainda não foi determinada. Uma das condições da CD M3 é que o parceiro privado alugue

		as suas próprias instalações para realizar as actividades do projeto
9	Custo da preparação do estudo de viabilidade	O Banco Alemão de Desenvolvimento (KfW) concedeu uma subvenção para a preparação do estudo de viabilidade. Os estudos de viabilidade dos centros de hemodiálise incluem conhecimentos técnicos, jurídicos e financeiros. Custo total do estudo de viabilidade e do concurso para dois projectos de PPP: (1) criação de centros de hemodiálise, (2) criação de centros de hemodiálise centralizados de laboratórios realizados pelo CD M3 é 640.468 euros
10	Avaliação preliminar o montante total do investimento de capital necessário	A estimativa preliminar do investimento de capital para um centro com 27 camas para serviços de hemodiálise é de: US$ 1,04 milhão. Prevê-se que as despesas de capital sejam efectuadas em sistemas de hemodiálise, unidades de processamento e sistemas de tratamento de água, como se segue: (i) Aquisição de 27 unidades (24 unidades e 3 unidades). máquina de reserva) para um centro de hemodiálise. O custo de 1 máquina é de $17.000. O CUSTO DE 1 UNIDADE É DE $17.000; (ii) Cadeiras de diálise. Custo das cadeiras de diálise O custo das poltronas será de US$ 2.200 cada. O custo de cada assento é de US$ 2.200; (iii) Se se optar por reutilizar as máquinas de diálise, é necessário adquirir equipamento adicional: - 2 máquinas de re-tratamento de dialisadores (custo de 5.650 dólares cada); - 1 operador de retratamento e consumíveis

		materiais de esterilização; (iv) Sistema duplo de osmose inversa (custo estimado de $93.000). Assume-se que um centro de hemodiálise com 27 unidades necessita de 413 m de espaço^2 O parceiro privado deverá arrendar e renovar as instalações com um investimento em numerário de 170 dólares por metro quadrado. Prevê-se que o parceiro privado alugue as instalações e as renove com um investimento em dinheiro de 170 dólares por metro quadrado. O centro também precisa de mais
		equipamentos de emergência e de controlo, nomeadamente - Equipamento não médico avaliado em $50.000. US$50.000; - Equipamento médico avaliado em $45.000. O CUSTO DO EQUIPAMENTO MÉDICO É DE $45.000; - no quinto ano de operação, presume-se um reinvestimento de US$ 50.000. US$ 50.000
11	Período estimado de execução do projeto	O acordo de PPP será celebrado entre o parceiro público e o parceiro privado por um período de 10 anos. Após análise pelos consultores, este prazo do projeto é o mais optimizado e tem o maior impacto no custo por sessão de hemodiálise, ou seja, com uma duração de contrato de 10 anos, o preço estimado por sessão é o mais baixo. Duração do contrato

	Duração do contrato			
	4 anos	6 anos	8 anos	**10 anos**
Custo de um procedimento de	68.60	63.40	61.10	**59.80**

		hemodiálise (USD)				
12	de calendário realização de projectos	Plano	**Plano do calendário de execução do projeto** **ScheduleStep**			
			dezembro de 2015	Conselheiros identificados e seleccionados		
			janeiro - julho de 2016	Preparação do estudo de viabilidade do projeto, a estrutura do projeto, as regras Concurso e concurso documentação		
			Июль - 2016 agosto	Início do projeto M3 CR; Aprovação do projeto em DOE da República do Quirguizistão; aprovação das regras de conduta		
				Concurso e documentação do concurso, constituição da Comissão de Concurso da CD do M3; aprovação da documentação do concurso pela CD do MF		
			agosto - setembro de 2016	Anúncio do concurso nos meios de comunicação social, proporcionando aos		

			potenciais investidores um acesso livre às regras e à documentação do concurso
		outubro - novembro de 2016	Recolha de candidaturas para participação na pré-seleção, avaliação das candidaturas apresentadas, envio de convites para participar na fase de seleção do vencedor do concurso; apresentações e reuniões com os proponentes pré-seleccionados
		dezembro de 2016	Apresentação de propostas por parceiros privados na fase de seleção do vencedor do concurso
		janeiro - fevereiro de 2017	Seleção do vencedor do concurso; anúncio do vencedor do concurso nos meios de comunicação social; negociações; aprovação do projeto de acordo pelo MdF; celebração do acordo PPP com o parceiro privado
		Este calendário é fornecido a título informativo. O calendário real pode variar em função, entre outros factores, do momento da disponibilidade dos dados e da tomada de decisões governamentais, das condições de mercado e do interesse dos investidores.	
13	Estimativas de custos para:	Despesas de um centro de hemodiálise com 27 camas de	

	1) Exploração; 2) manutenção das instalações.	tratamento: (a) custos fixos - $350.000 US $ 350.000/ano; (б) custos variáveis - US$ 1,03 milhão/ano. (b) custos variáveis - US$ 1,03 milhão/ano. A manutenção do aparelho é modelada como um contrato de manutenção de 1.700 dólares por ano e por aparelho. A manutenção do aparelho é modelada como um contrato de manutenção de 1.700 dólares por ano e por aparelho. Os custos anuais de manutenção estimados para outros equipamentos são de 5 por cento do custo de investimento. Para além dos custos directos totais (aquecimento, eletricidade, salários, etc.), estão incluídos na estimativa elementos de custo adicionais. Os custos relacionados com a limpeza, marketing, etc. são estimados em cerca de US$ 5.100 - US$ 9.600 por ano, dependendo da dimensão do centro. Os custos associados à limpeza, marketing, etc. são estimados em cerca de US$ 5.100 - US$ 9.600 por ano, dependendo da dimensão do centro
14	Reembolso previsto das despesas a partir de: 1) taxas de utilização do serviço (se aplicável); 2) Contribuições do Estado (se aplicável); 3) outra fonte de retorno do investimento	Prevê-se que o reembolso provenha do atual orçamento do Estado para os serviços de hemodiálise. O Ministério da Saúde garante um número mínimo de pacientes orçamentados encaminhados para o parceiro privado e um rendimento anual mínimo correspondente por paciente.
15	Número previsto utilizadores do serviço. Tarifa prevista para os serviços	Número previsto de utilizadores (pacientes com orçamento): 283.
		Custo por sessão em função de vários factores, como a reutilização da máquina de diálise, a duração do contrato, o

		número de máquinas, os doentes, etc.: 60 - 70 dólares. CUSTO POR SESSÃO EM FUNÇÃO DE VÁRIOS FACTORES, TAIS COMO A REUTILIZAÇÃO DA MÁQUINA DE DIÁLISE, A DURAÇÃO DO CONTRATO, O NÚMERO DE MÁQUINAS, OS DOENTES, ETC.: 60 - 70 DÓLARES
16	Necessidade prevista e tipos de apoio económico e/ou financeiro do Estado	A M3 e o Governo do Quirguizistão concederão determinados direitos no âmbito do projeto, nomeadamente: Apoio financeiro do Estado: - Pagamentos garantidos pela M3 através da abertura de uma conta de garantia; - A cobertura parcial dos riscos cambiais incluídos no contrato é assegurada por meio de ajustamentos de taxas no caso de as flutuações cambiais ultrapassarem determinados parâmetros especificados; - Um montante mínimo de trabalho garantido, expresso sob a forma de um nível fixo de rendimento anual mínimo. Apoio económico do Estado: - Um parceiro privado pode prestar serviços de diálise a doentes "privados" que pagam o seu próprio dinheiro (quer sejam pagos do próprio bolso ou de outras fontes), desde que tal não seja feito à custa ou em detrimento de doentes com orçamento limitado; - Acesso aos activos do Estado a taxas reduzidas (possibilidade de taxa zero). Os tipos de apoio financeiro e económico do Estado podem ser alterados/adicionados pelas partes aquando da preparação de um acordo de PPP.

		Ao parceiro privado serão prestados os seguintes serviços Garantias estatais estipuladas por a legislação da República do Quirguizistão. Os termos e condições dos tipos de apoio e garantias estatais acima referidos serão definidos pelas partes no acordo de PPP
17	A necessidade de adquirir terrenos e o seu eventual custo	Não
18	Avaliação dos impactos ambientais adversos do projeto: tipos e custos previstos	Os principais fluxos de resíduos nos centros de hemodiálise incluem dialisadores, sistemas e agulhas. Todos eles podem ser classificados como resíduos sólidos de consumíveis. Uma vez utilizados, todos estes fluxos representam um risco de contaminação tanto para os visitantes como para os funcionários do centro de hemodiálise. A recolha dos fluxos de resíduos é organizada por um parceiro privado. Na maior parte dos casos, os resíduos são recolhidos num ponto central do centro de hemodiálise e incinerados. Os centros de hemodiálise devem cumprir a regulamentação relativa à gestão dos resíduos hospitalares, as directrizes para o transporte seguro, a esterilização e a eliminação dos resíduos hospitalares, a resposta de emergência e as medidas de controlo das infecções, que são aprovadas pelas ordens do M3 e pelos regulamentos governamentais do KP. O parceiro privado é obrigado a: - obter uma licença de eliminação de resíduos (emitida anualmente pelo SAEPF); - efetuar pagamentos pela eliminação de resíduos no ambiente no montante de 3,24 soms por tonelada equivalente de poluentes. O projeto recomenda que o parceiro privado contrate uma

		organização especializada.
		Organização da remoção e posterior eliminação dos resíduos, a fim de evitar os custos associados à obtenção de licenças para a auto-eliminação de resíduos
19	Avaliação social problemas que possam surgir em resultado do projeto, incluindo os custos previstos para os resolver	As questões mais importantes relacionadas com o trabalho e as condições de trabalho são de três tipos: - Riscos profissionais para o pessoal Unidades de diálise (risco de infeção e segurança no local de trabalho, utilização de materiais perigosos, cumprimento dos requisitos de segurança contra incêndios); - Eventuais reduções de pessoal que pode ocorrer pelo facto de o parceiro privado prestar serviços de hemodiálise com um nível de qualidade mais elevado e com menos pessoal.
		A legislação laboral da República do Quirguizistão prevê o pagamento de indemnizações por despedimento no montante de 2 a 4 salários mensais
20	Avaliação preliminar dos riscos (especificar 5 riscos principais)	1. Recursos orçamentais limitados para pagar os serviços de hemodiálise e riscos associados ao planeamento orçamental a curto prazo; 2. Riscos de não obtenção dos documentos de licenciamento e autorização; 3. Possível liquidação/bancarrota do sector privado parceiro; 4. Alteração das condições de financiamento ou renegociação do contrato de empréstimo pelas instituições financeiras; 5. Falta de experiência na execução de projectos de PPP na República do Quirguizistão
21	Requisitos mínimos para o projeto	No âmbito do projeto, as principais responsabilidades do parceiro privado são as seguintes

| | | - Fornecer e manter instalações ou outros equipamentos para a prestação de serviços de hemodiálise de acordo com as normas acordadas durante a vigência do acordo de PPP, incluindo as seguintes opções:

- Restauração e manutenção das instalações previstas no território desses hospitais nacionais; e/ou

- Fornecimento e manutenção instalações em locais acordados; e/ou

- Fornecimento e manutenção de outros tipos de instalações e infra-estruturas , destinadas a garantir o acesso da população das regiões aos serviços de hemodiálise (por exemplo, apoio a diálise peritonial)

- Fornecer equipamento de hemodiálise adequado para atingir a qualidade/normas acordadas e o volume de serviços de hemodiálise durante o período de vigência do acordo

- Prestar serviços de hemodiálise a doentes em estado agudo.

- Estabelecer e manter níveis adequados de pessoal, de acordo com as normas do serviço de hemodiálise e o volume de doentes, e realizar actividades de formação do pessoal

- Selecionar os tratamentos que melhor respondem às necessidades de cada doente - por exemplo, diálise peritoneal, etc. |
| | | **Pacote/Contrato 1** |

		Pacientes com orçamento coberto:
		- Bishkek - cerca de 100 pacientes;
		- Osh - cerca de 40 pacientes.
		O número total de doentes abrangidos pelo orçamento é de cerca de 140
		Número de máquinas no centro:
		- Bishkek - cerca de 17 aparelhos;
		- Osh - cerca de 6 aparelhos.
		Crianças incluídas.
		Pacote/Contrato 2
		Pacientes com orçamento coberto:
		- Bishkek - cerca de 119 pacientes;
		- Jalalabad - cerca de 24 pacientes.
		O número total de doentes abrangidos pelo orçamento é de cerca de 143
		Número de máquinas no centro:
		- Bishkek - cerca de 19 aparelhos;
		- Jalalabad - cerca de 5 aparelhos.
		Crianças excluídas.

Sobre os autores

Batyraliev Talantbek Abdullaevich - Ministério da Saúde
da República do Quirguizistão, Ministro, Doutor em Ciências Médicas, Professor.

Ismailov Mederbek Adyshevich - Ministério da Saúde

República do Quirguistão, Chefe do Departamento de Planeamento Estratégico e Desenvolvimento da Política de Saúde.

Abilov Bolot Aripovich - consultor, Doutor em Ciências Médicas, Professor.

Informações de contacto do autor correspondente:

Nome: Abilov Bolot Aripovich Abilov

Local de trabalho: Ministério da Saúde da República do Quirguizistão, Consultor

Endereço: 1 Togolok Moldo St., Bishkek, 720000, República do Quirguizistão
Endereço eletrónico: b_abilov@mz.med.kg; abibol@yandex.ru Telefone de trabalho: + 996-312-621903

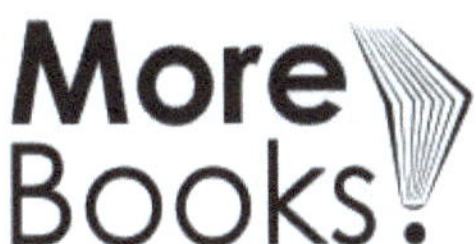

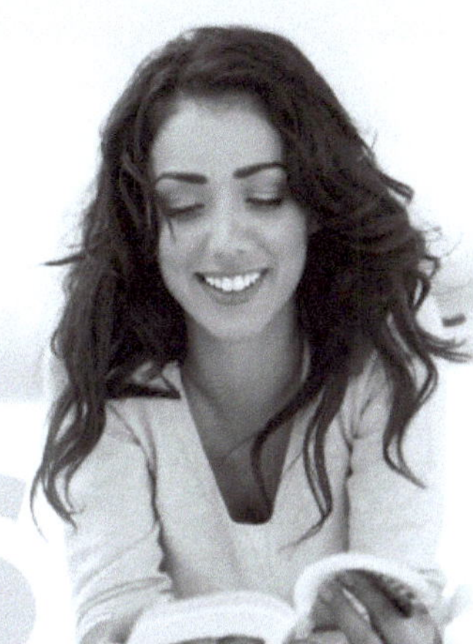

yes

I want morebooks!

Buy your books fast and straightforward online - at one of world's fastest growing online book stores! Environmentally sound due to Print-on-Demand technologies.

Buy your books online at
www.morebooks.shop

Compre os seus livros mais rápido e diretamente na internet, em uma das livrarias on-line com o maior crescimento no mundo! Produção que protege o meio ambiente através das tecnologias de impressão sob demanda.

Compre os seus livros on-line em
www.morebooks.shop

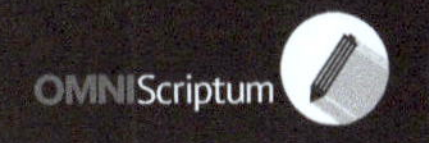

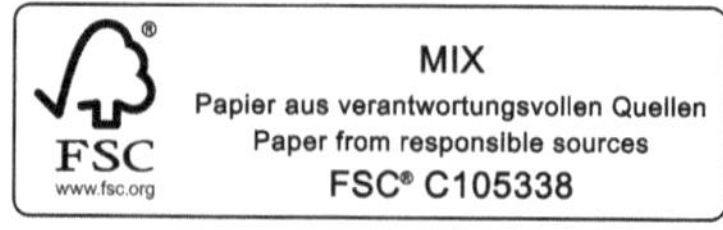

Printed by Books on Demand GmbH, Norderstedt / Germany